Die Berghaltung

Stell dich stolz und selbstbewusst hin, die Handflächen zeigen zum Körper hin oder nach vorne. Stell dir vor, wie deine Kopfkrone nach oben gezogen wird. Entspanne deine Schultern und verteile dein Gewicht gleichmäßig auf die Fußflächen. Nimm deinen Körper in seiner ganzen Größe und Stärke wahr.

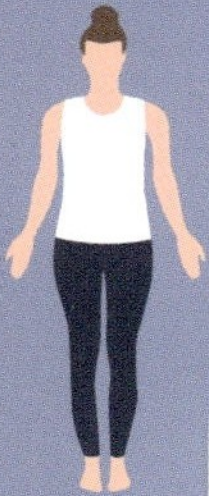

WACHSE ÜBER DICH HINAUS.

Die Übungen in dieser Kartenbox wurden mit großer Sorgfalt recherchiert und geprüft. Bitte wende dich bei Verletzungen oder Fragen an das medizinische Fachpersonal deines Vertrauens.

Bildnachweis:
Covermotiv: Aliaksei 7799 / Shutterstock.com,
GoodStudio / Shutterstock.com
Motive Innenteil: www.shutterstock.com: AlexZaitsev, Anna Ok, BokehStore, dasagani, GL Sonts, GoodStudio, hanibacom, Kaimen, KatMoy, kuradn, LedyX, Marish, maximmmmum, Mister Green, Nadia Grapes, nicepix, phochi, RaSveta, tanyabosyk, Tharin kaew-kanya, Valentain Jevee; Getty Images: ArnaPhoto, number1411, BerSonnE, Bigmouse108, kimonofish, Olga Gillmeister, tonioyumui

Covergestaltung: Grafisches Atelier, arsEdition GmbH
Innengestaltung: Nina Gigiberger
ISBN 978-3-8458-4221-9

www.arsedition.de

FSC
www.fsc.org
MIX
Papier | Fördert gute Waldnutzung
FSC® C109273

Finde deine Balance:
DER BAUM

Verlagere das Gewicht leicht auf die linke Seite. Leg die Fußsohle des rechten Fußes an die Oberschenkelinnenseite (oder den Knöchel) des anderen Beines. Fußsohle und Bein drücken gegeneinander, um die Balance zu halten. Führe die Hände vor der Brust zusammen, um deinen Fokus zu stärken. Einige Atemzüge lang diese Position des Baumes halten, danach die Seite wechseln.

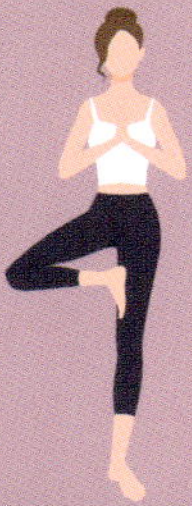

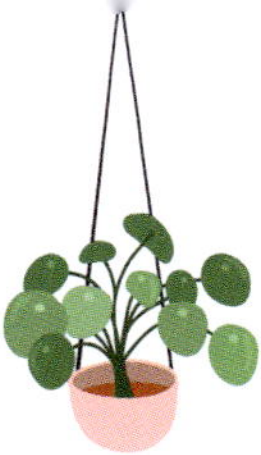

Wusstest du, ...

... dass Yoga viel mehr ist als die klassischen Haltungen, die wir kennen? Die über 5000 Jahre alte Lehre umfasst auch Übungen zu Atem, Konzentration, Meditation sowie dem Umgang mit sich selbst und seiner Umwelt. Körper, Geist und Seele sollen laut der Yogaphilosophie auf diesem Weg eins werden.

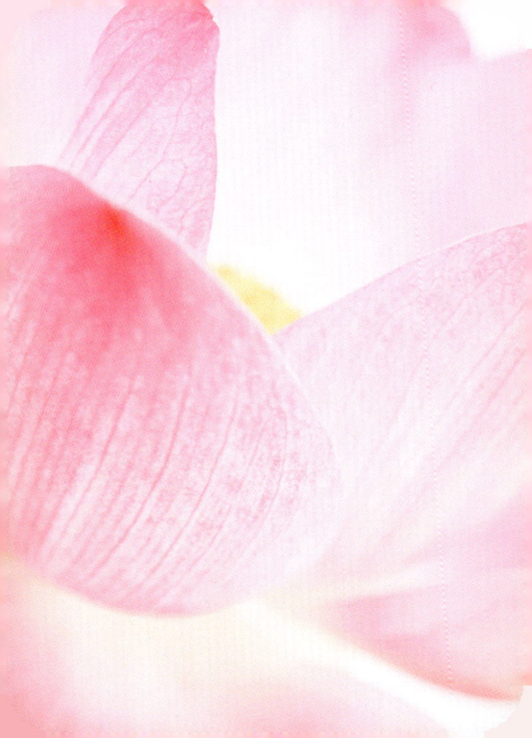

Für mehr innere Stärke:

DER KRIEGER I

Nimm aus dem Stand heraus den rechten Fuß nach vorne in den Ausfallschritt, sodass das Knie über der Ferse steht, und dreh den linken um 45° nach außen. Nimm beim Einatmen die Arme über den Kopf, ganz stark und stolz. Hüfte und Schultern sind nach vorne ausgerichtet. Atme ca. 30 Sekunden lang tief ein und aus, wiederhole den Krieger dann auf der anderen Seite.

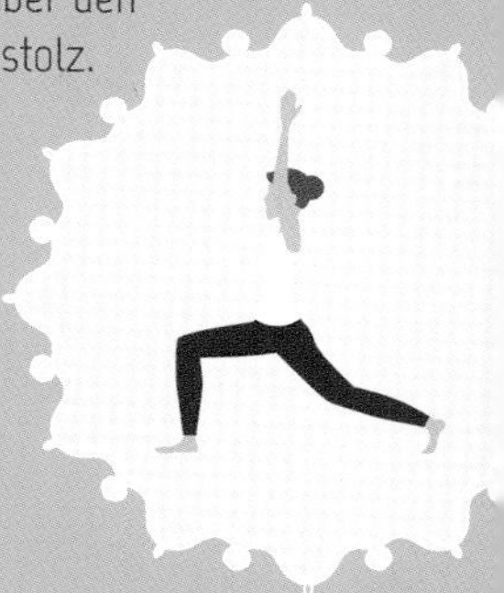

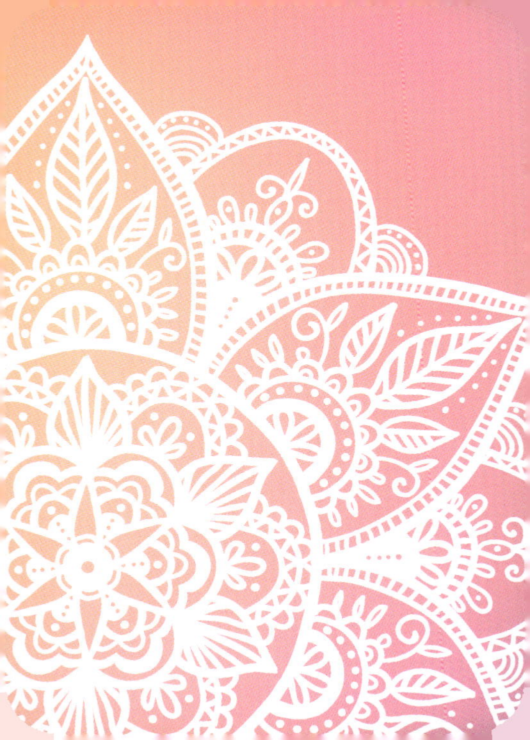

Body Scan

Leg dich entspannt auf den Rücken oder setz dich mit geradem Rücken hin. Wandere nun mit der Wahrnehmung einmal durch deinen ganzen Körper: vom Scheitel über Nacken und Oberkörper bis in die Beine, nimm auch die Arme und Hände wahr. Es geht nicht darum, etwas zu verändern. Nimm einfach wahr, wo du dich wohlfühlst, wo du angespannt oder entspannt bist.

Der Drehsitz für

MEHR MOBILITÄT

Setz dich mit geradem Rücken und ausgestreckten Beinen auf den Boden. Winkle das rechte Bein an und stelle es über das linke. Zieh das linke Bein angewinkelt zu dir. Leg den linken Ellbogen an die Außenseite des rechten Knies. Die rechte Hand stellst du hinter das Gesäß auf den Boden. Wachse beim Einatmen aus der Wirbelsäule heraus und dreh dich beim Ausatmen ein wenig mehr auf. Wechsle nach ein paar tiefen Atemzügen die Seite.

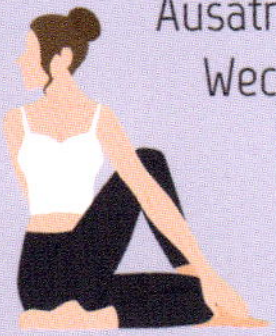

WUSSTEST DU, ...

... dass es viele verschiedene Yogarichtungen gibt?

- Kundalini
- Ashtanga
- Iyengar
- Hatha
- Jivamukti
- Vinyasa
- Yin Yoga
- ...

Es heißt übrigens, dass Yoga »dich findet« – probier also ruhig mehrere Stile aus und vertrau auf dein Bauchgefühl.

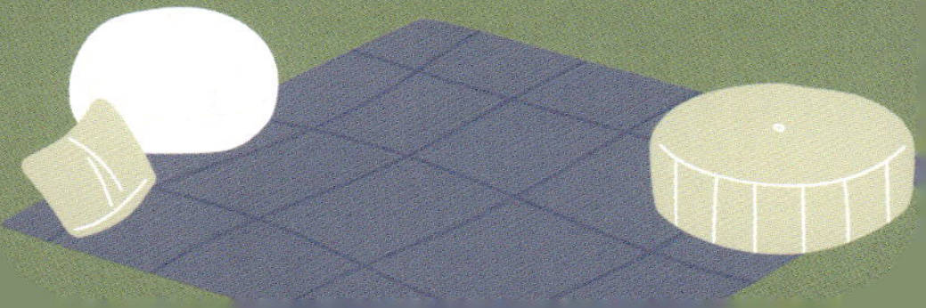

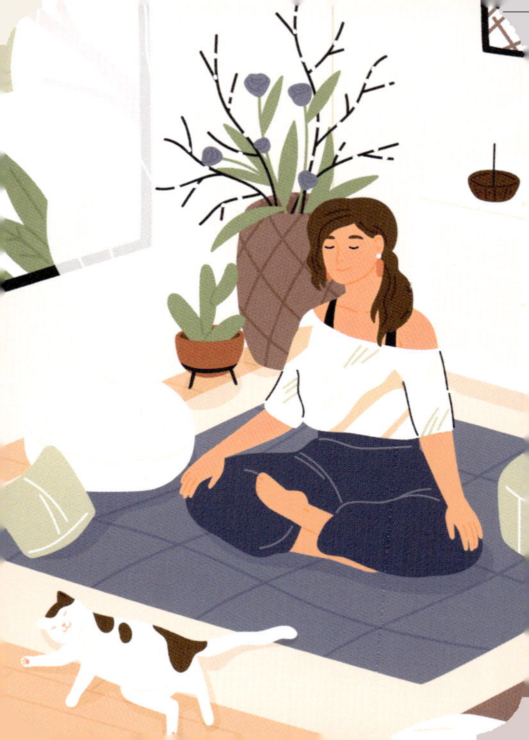

Dein Morgenritual

Morgenroutinen helfen, ruhig und achtsam in den Tag zu starten. Probier doch mal aus, eine halbe Stunde früher aufzustehen und ganz in Ruhe mit Yoga oder deinem Lieblingsbuch den neuen Tag zu beginnen, bevor die Welt erwacht. Umarme den neuen Tag!

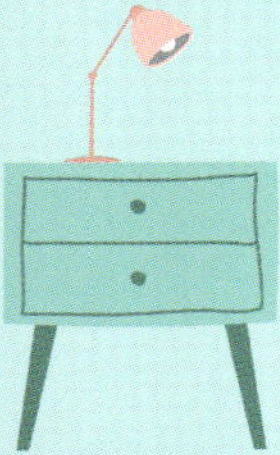

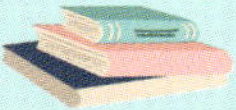

Die ganze VORBEUGE

Beginne im stabilen Stand. Lass deinen Oberkörper, deine Arme und deinen Kopf beim Ausatmen nach vorne sinken, bis alles entspannt nach unten hängt. Die Fingerspitzen können, müssen aber nicht den Boden berühren. Atme tief ein und aus und entspanne den Nacken. Die Beine kannst du beugen oder strecken – je nachdem, was für dich angenehmer ist. Wenn du bereit bist, roll dich Wirbel für Wirbel wieder zurück in den Stand.

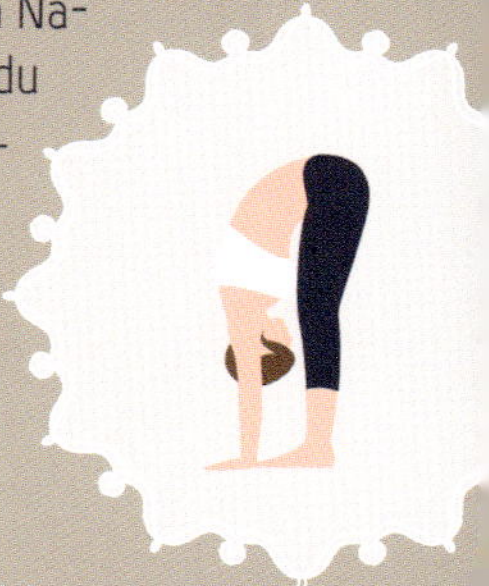

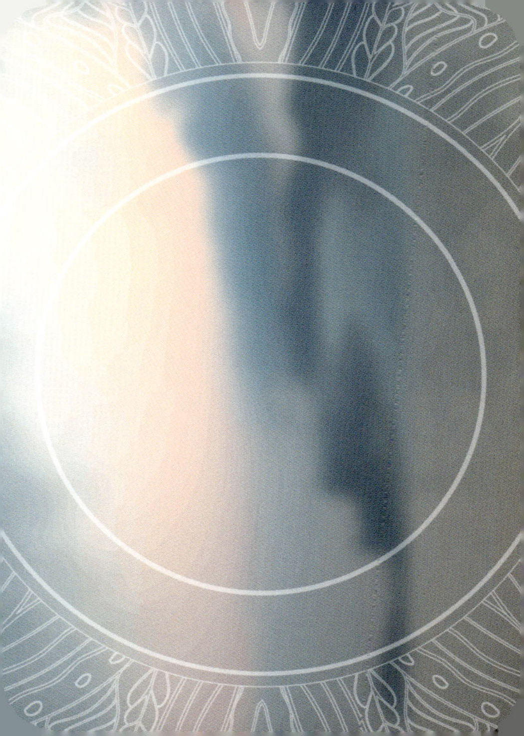

Katze und Kuh
IM WECHSEL

Begib dich in den Vierfüßlerstand. Geh beim Einatmen in ein genüssliches, geführtes Hohlkreuz, indem du das Brustbein anhebst, und forme beim Ausatmen einen wohligen Katzenbuckel, zieh dabei den Bauchnabel Richtung Wirbelsäule. Genieße es, wenn deine Verspannungen im oberen Rücken sich langsam lösen.

Einatmen. Ausatmen. Lächeln.

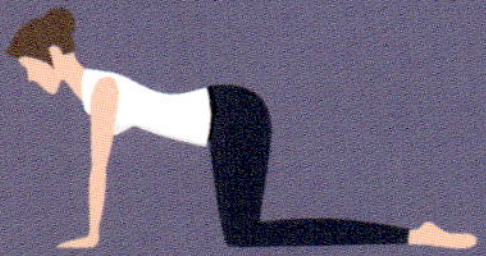

Der herabschauende HUND

Spreiz im Vierfüßlerstand die Finger und drück die Hände fest in den Boden. Schieb dein Gesäß mit der Ausatmung so weit nach hinten, wie es dir möglich ist, und heb es dann nach oben. Streck achtsam die Beine, aber behalte die Länge im Rücken bei. Bleib ein paar Atemzüge lang in dieser Haltung.

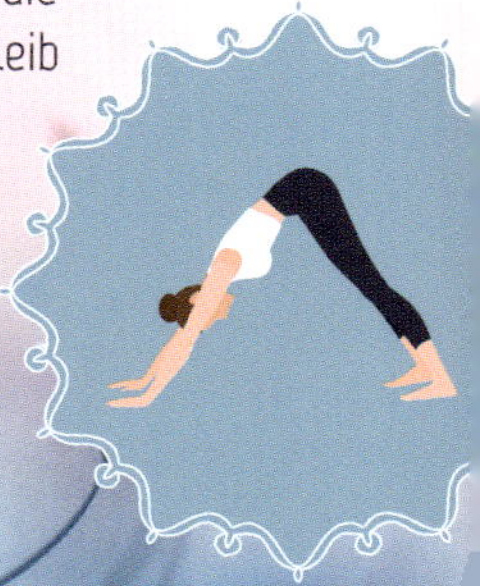

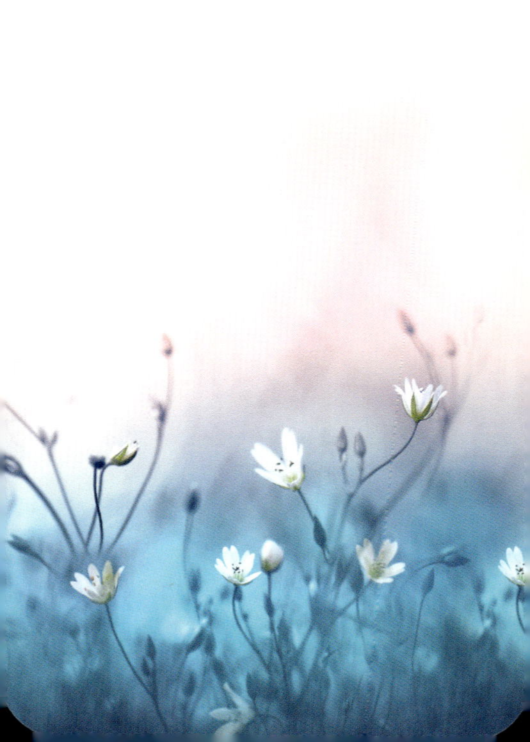

Sei einfach da:

DIE ENT-SPANNUNGS-HALTUNG

Leg dich entspannt in Rückenlage und lass die Füße locker nach außen kippen. Die Arme liegen neben dem Körper. Atme ein und aus, wie es auf natürliche Weise geschieht. Lass einfach alles so, wie es ist, denke weder an Vergangenes noch an Anstehendes. Lass nach ein paar Minuten den Atem wieder tiefer werden und bring sanft Bewegung in den ganzen Körper.

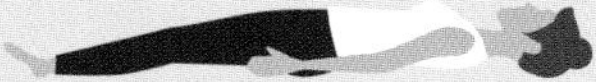

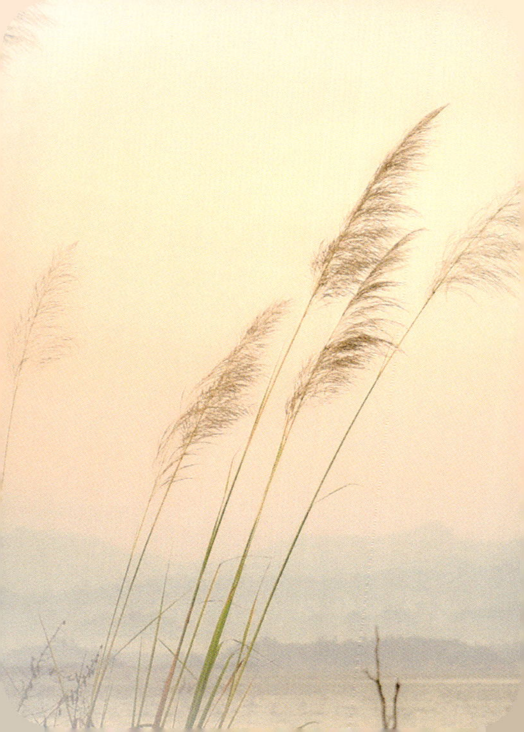

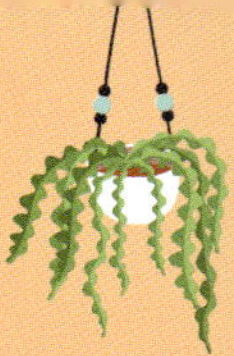

Wusstest du, …

… dass Yoga die verschiedensten positiven
Auswirkungen haben kann?

Yoga macht glücklich.
Yoga hilft gegen Stress.
Yoga macht stark.
Yoga bringt tiefen Schlaf.
Yoga entgiftet den Organismus.
Yoga macht beweglich.

Also, worauf wartest du noch?
Auf die Matte, fertig, los!

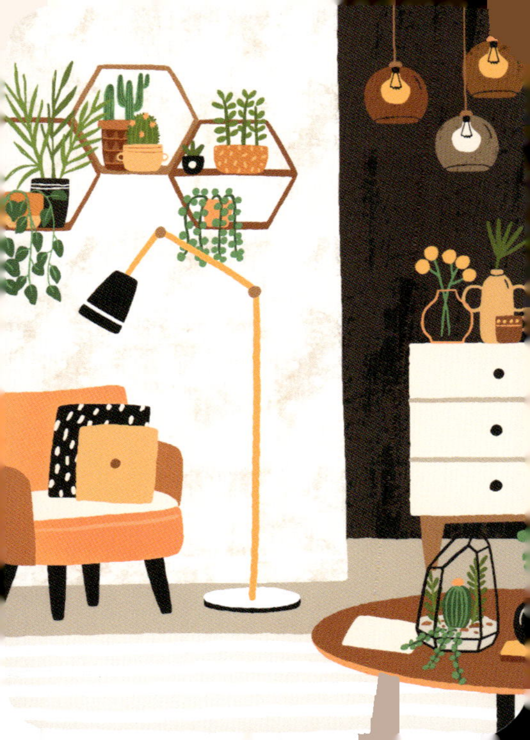

Schenkt Trost und Behaglichkeit:

DIE HALTUNG DES KINDES

Komm in den Fersensitz. Die Füße bleiben geschlossen, die Knie kannst du hüftbreit öffnen, wenn das für dich angenehmer ist. Beug deinen Oberkörper Richtung Oberschenkel und leg ihn dort ab, falls möglich. Streck die Arme nach hinten aus und leg sie neben deinen Körper, ohne das Gesäß abzuheben.

Sei dir selbst ganz nah.

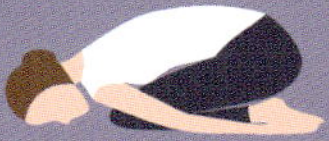

Der Krieger II
FÜR FOKUS UND KRAFT

Komm aus dem Stand heraus in eine weite Grätsche. Dreh den rechten Fuß um 90° nach außen, der linke Fuß folgt etwa 30° in dieselbe Richtung. Heb die Arme gestreckt auf Schulterhöhe an. Der Blick geht über die rechte Hand hinaus, das rechte Knie steht gerade über dem Fußknöchel. Nach einigen Atemzügen Seiten wechseln.

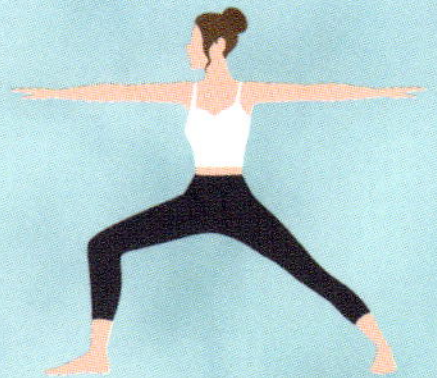

Be a warrior, not a worrier.

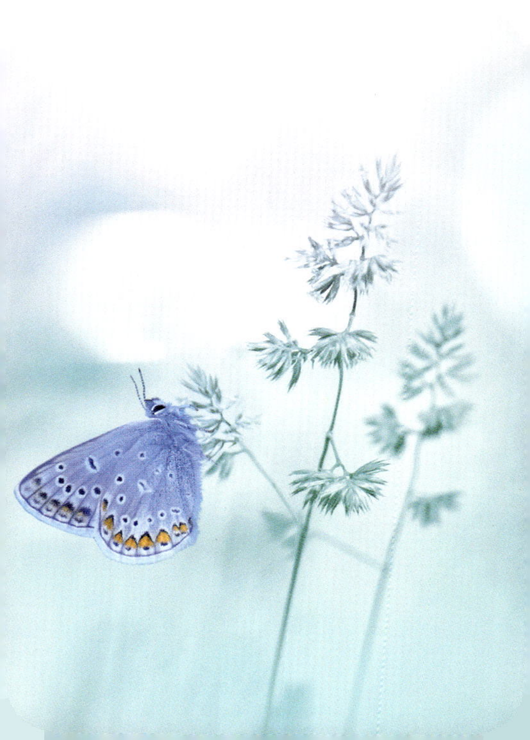

Einatmen und AUFBLÜHEN

Diese Atemübung bringt dir in Sekunden Ruhe und Konzentration zurück. Leg eine Hand auf den Bauch, atme ruhig ein, während du bis drei zählst. Zähl auch beim Ausatmen bis drei und verlängere die Ausatmung alle paar Atemzüge um eine Zählzeit. So wird die Entspannungsreaktion im Körper hervorgerufen.

Nimm dir Zeit für Dinge, die dir das Gefühl geben, lebendig zu sein.

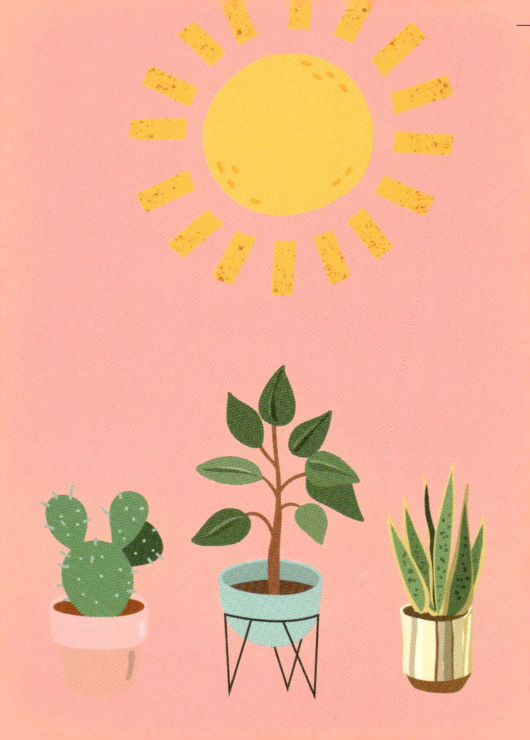

Öffne dein Herz:

DER HERAUF-SCHAUENDE HUND

Stell die Hände in Bauchlage unter deine Schultern und drück den Oberkörper nach oben. Das Gewicht liegt nur auf den Händen und den Fußrücken. Rotiere mit den Oberarmen leicht nach außen, um den Brustkorb zu öffnen. Behalte die Länge im Nacken sowie die Spannung in Bauch und Rumpf.

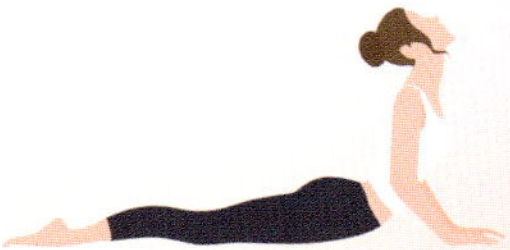

Die stehende Vorbeuge IN WEITER GRÄTSCHE

Begib dich im Stand in eine weite Grätsche und führe die Hände hinter dem Gesäß zusammen. Beug nun den Oberkörper mit geradem Rücken nach vorne und nimm die Hände so weit mit, wie es sich gut anfühlt. Lass Nacken und Kopf ganz locker. Richte dich nach einer Weile wieder auf und spüre nach, wie belebt und frei du dich fühlst.

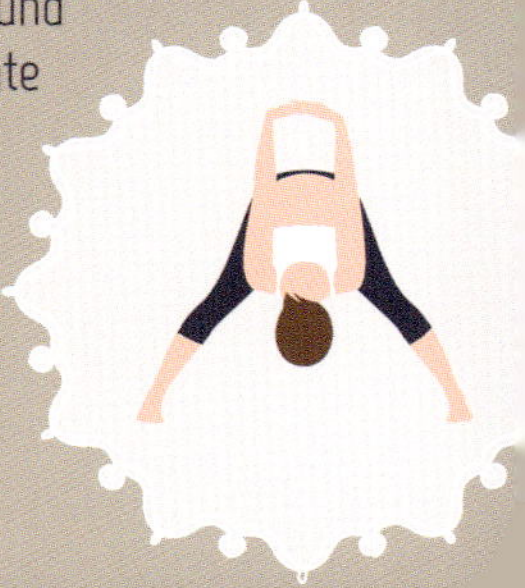

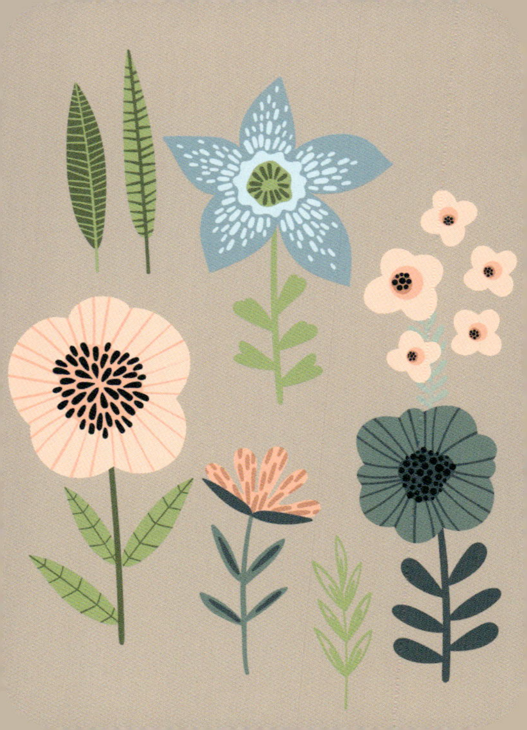

Auszeit für
KOPF, SCHULTERN UND NACKEN

Setz dich auf deinem (Büro-)Stuhl auf die vordere Kante der Sitzfläche, sodass dein Rücken gerade ist. Kreise mit den Schultern, streck dich nach oben und zu den Seiten, dehn dich in alle Richtungen und lass deinen Kopf langsam über vorne kreisen. Eine kleine, dynamische Pause, die du immer wieder zwischendurch wiederholen kannst.

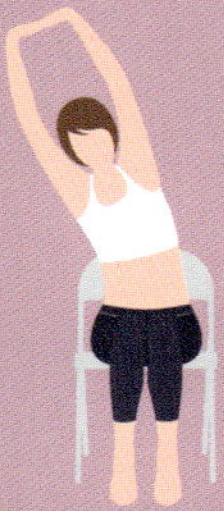

Wusstest du, …

… dass es völlig in Ordnung ist, beim Yoga auf Hilfsmittel zurückzugreifen? Jeder Körper ist anders. Wenn du für eine Haltung Unterstützung benötigst, nimm sie dir, bevor du ein Verletzungsrisiko eingehst. Die wichtigsten Utensilien sind diese:

- rutschfeste Yogamatte
- Yogaklotz (zum Aufstützen, wenn der Boden zu weit weg scheint)
- Yogagurt (um tiefer in Dehnhaltungen zu kommen)
- Wolldecke (um die Knie auf dem Boden abzupolstern)

MACHEN IST WIE WOLLEN, NUR BESSER!

Das Dreieck

Streck die Arme im Stand zu beiden Seiten hin aus und klappe mit langem Oberkörper zu einer Seite hin, ohne in der Taille einzuknicken. Leg die Hand dort ab, wo es dir möglich ist – Oberschenkel, Schienbein, Fußgelenk. Dein Brustkorb wird so auf wohltuende Art seitlich geöffnet, die Wirbelsäule wird mobilisiert. Wechsle nach ein paar tiefen Atemzügen die Seite.

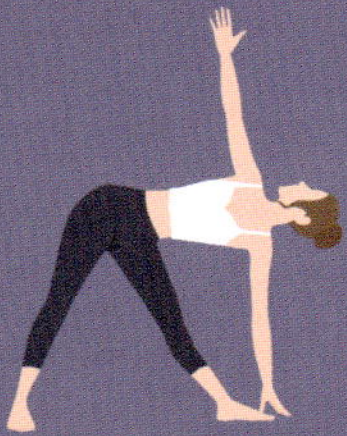

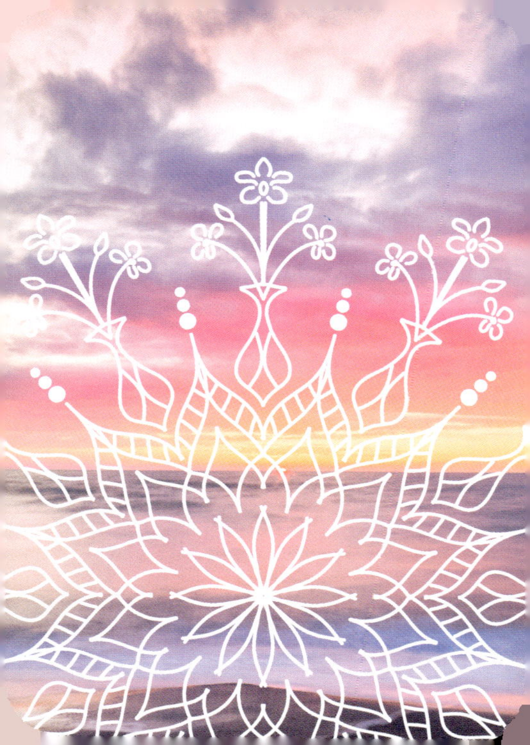

Bringt Lebensfreude:
DER TÄNZER

Verlagere im Stand dein Gewicht auf das rechte Bein. Bring den linken Fuß nach hinten und greife (wenn möglich) den Fußrücken mit der linken Hand. Der rechte Arm ist nach vorne gestreckt. Drücke für mehr Balance Fußrücken und Hand gegeneinander. Halte die Position ein paar Atemzüge lang und wechsle dann die Seiten.

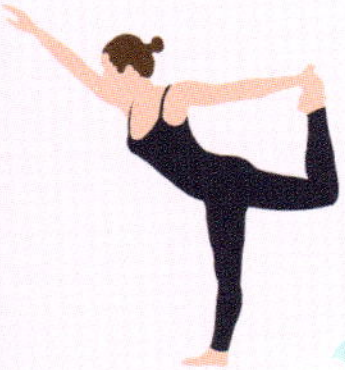

Man muss das Leben tanzen!

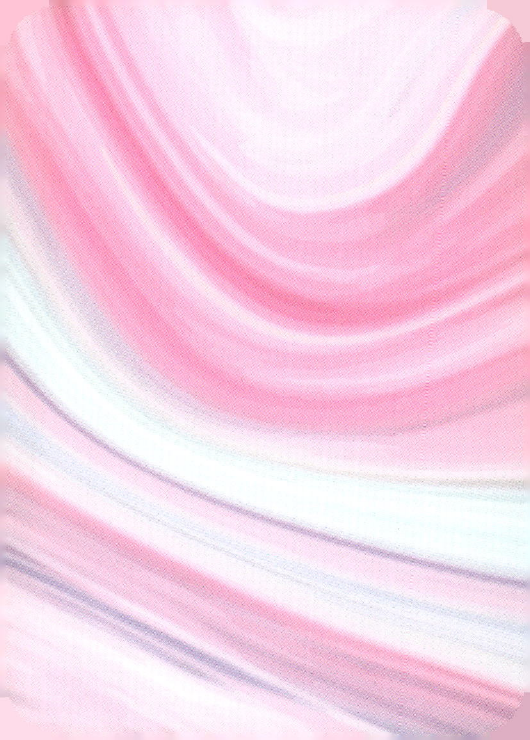

Die Schulterbrücke
FÜR MEHR FLEXIBILITÄT

Stell die Beine in Rückenlage so auf, dass du mit deinen Fingern fast deine Fersen berührst. Heb dein Becken nun Wirbel für Wirbel nach oben, während deine Hände sanft in den Boden pressen. Die Brust bewegt sich Richtung Kinn. Bleib einige Atemzüge lang in der Haltung und roll dann Stück für Stück wieder in die Ausgangslage zurück.

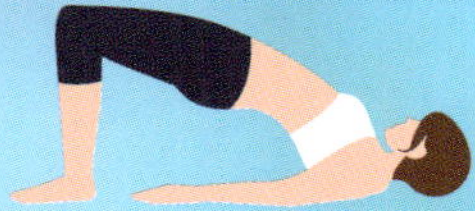

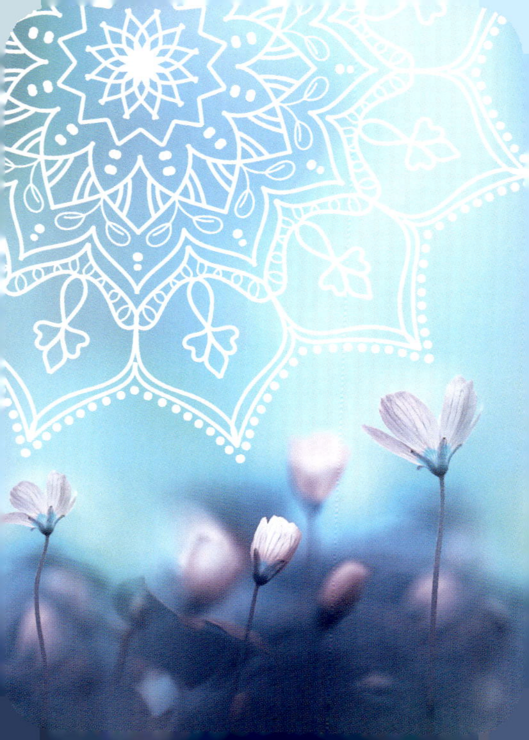

Die Kobra

Stell die Hände in Bauchlage direkt unter deine Schultern. Heb dein Brustbein an und drück die Fußrücken sanft in den Boden. Lass die Ellbogen nah an deinem Körper, damit Schultern und Nacken entspannt bleiben. Halte die Position drei Atemzüge lang und leg den Oberkörper vorsichtig wieder ab. Spür nach.

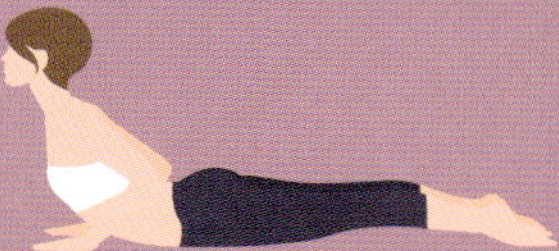

Wusstest du, ...

... dass die Entspannungshaltung (Savasana) eine der wichtigsten Übungen überhaupt ist? Während Kopf und Herzschlag nach der Yogapraxis zur Ruhe kommen, verinnerlicht dein Körper die positiven Effekte der Übungen, verarbeitet sie und schafft somit seine Art eines Gedächtnisses. Die neu gelernten Bewegungsabläufe können so beim nächsten Mal einfach wieder abgerufen werden.

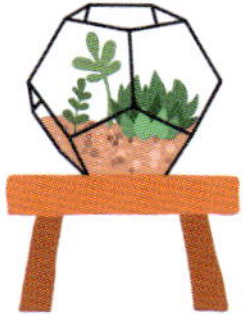

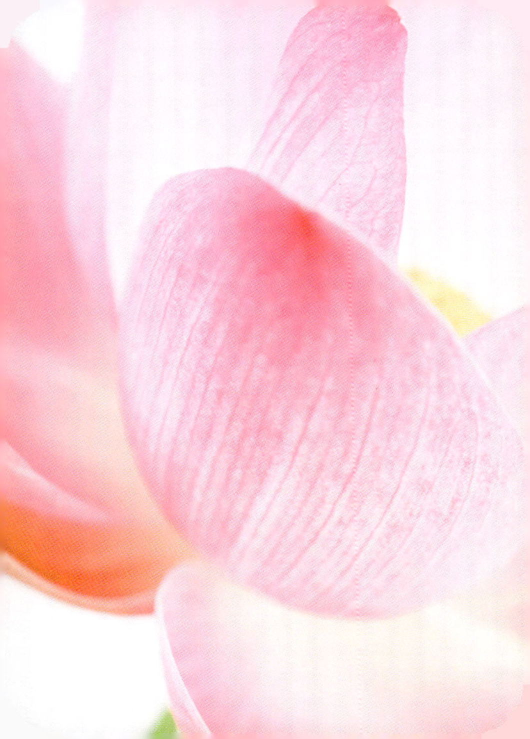

Der Krieger III

Bewege aus dem Stand heraus ein Bein nach hinten und den Oberkörper mit gestreckten Armen nach vorne. Bring Spannung in deine Körpermitte und halte Oberkörper und Bein parallel zum Boden. Wenn du nicht so weit kommst, erzwinge es nicht – jeder Körper ist anders! Fordere dein Gleichgewicht zehn Atemzüge lang auf jeder Seite heraus.

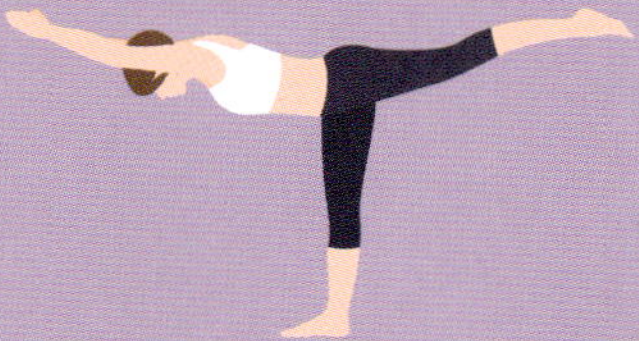

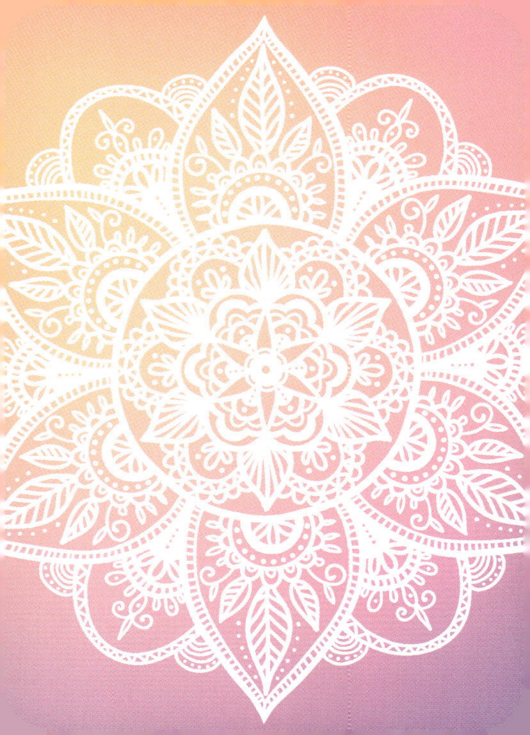

Auf seiner eigenen
YOGAMATTE BLEIBEN

Was du im Yoga lernst, kannst und solltest du auch mit in den Alltag nehmen. Genau wie du die Übungen im Yoga nur auf deiner eigenen Matte und nicht auf der deiner Nachbarin ausführst, kannst du üben, auch sonst in deinem Leben ganz bei dir zu sein. Was andere über dich denken, ist nicht wichtig. Es ist sogar sehr wahrscheinlich, dass die anderen so mit sich selbst beschäftigt sind, dass sie rein gar nichts über dich denken, und vor allem nichts Schlechtes. Wenn du anfängst, dich zu vergleichen, kehr einfach immer wieder zurück zu dir (und deiner Yogamatte).

Lass dir dein Leuchten nicht nehmen, nur weil es andere blendet.

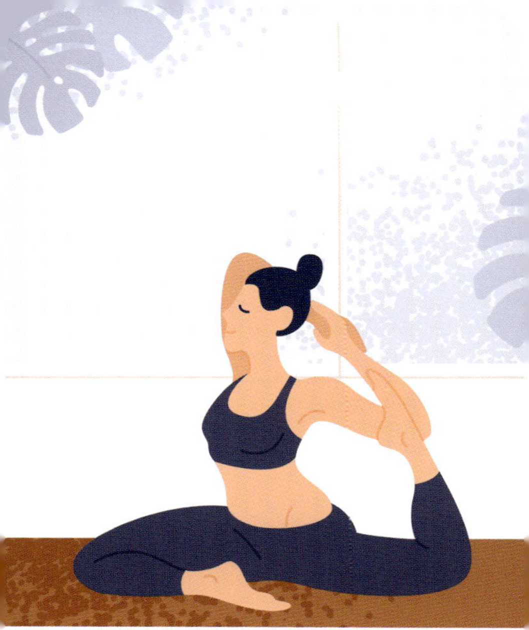

Wusstest du, …

… dass der Laut »Om« für den Klang der Schöpfung steht, aus der laut Hinduismus das gesamte Universum entstanden sein soll? Das Schriftzeichen aus dem Sanskrit-Alphabet steht also für das Universelle und Ganze. Vor und nach der Yogapraxis wird die Silbe gerne als Mantra eingesetzt, um bewusst im Moment anzukommen.

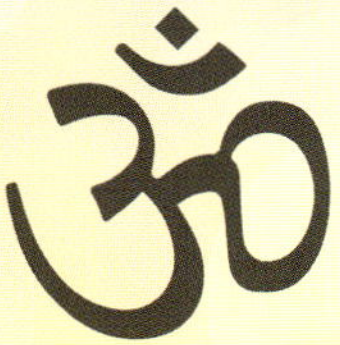

Kurzmeditation

IM SCHNEIDERSITZ

Setz dich im Schneidersitz auf den Boden. Der Rücken ist gerade, die Hände liegen auf den Oberschenkeln. Schließ die Augen und komm zur Ruhe. Atme tief ein und aus und konzentriere dich nur darauf, wie sich dein Körper dabei anfühlt. Bist du noch irgendwo angespannt? Lass alles los, Verspannungen und Gedanken, und sei einfach da.

Das Einzige, was zählt, ist dieser Moment.

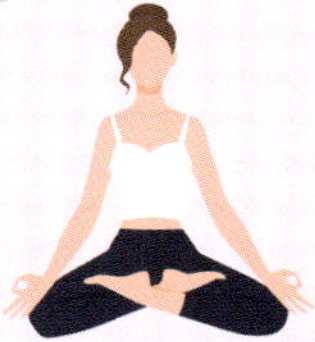

Meditation
IM GEHEN

Egal, bei welchem Wetter: Bewegung an der frischen Luft weckt die Lebensgeister und schenkt dir neue Energie. Such dir einen schönen Spazierweg in der Natur und versuche, einige Minuten besonders auf Geräusche, Gerüche und Farben zu achten. Roll die Füße aufmerksam ab und nimm wahr, wie sich der Boden unter deinen Füßen anfühlt. Achte auf all die kleinen Details – so kommst du ganz im Hier und Jetzt an.

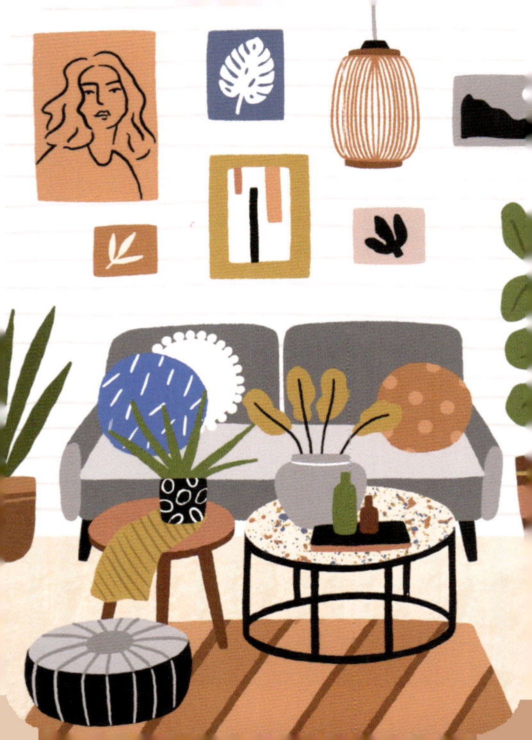

Yoga im Bett

Schenk dir heute selbst ein Lächeln und eine dicke Umarmung! Zieh abends im Bett die Beine in Richtung Brust und leg die Hände auf deine Knie. Forme jetzt langsam Kreise mit den Knien und gib deinem unteren Rücken damit eine kleine Massage. Wechsle die Richtung. Umarme deine Beine am Ende ganz fest und roll dich zu einem kleinen Paket zusammen. Halte die Luft kurz an und lass dann alle Anspannung los, streck dich und beschenk dich zum Schluss mit deinem schönsten Lächeln, bevor du sanft ins Land der Träume gleitest.

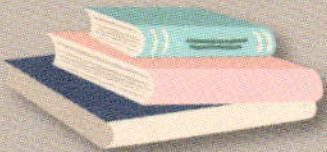

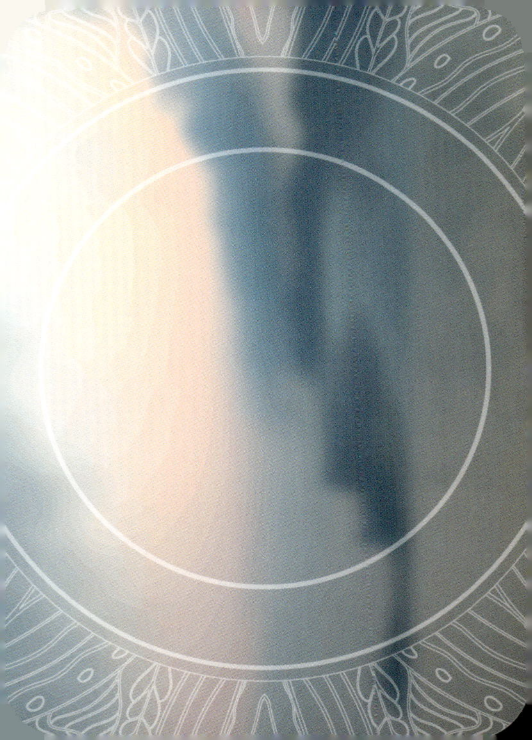

Der tiefe AUSFALL-SCHRITT

Mach einen tiefen Ausfallschritt mit dem rechten Bein nach hinten und setz die Hände neben den linken Fuß. Die Ferse des hinteren, gestreckten Beins ist angehoben, das Knie des vorderen Beins steht über dem Fußknöchel. Wechsle nach mehreren Atemzügen die Seite.

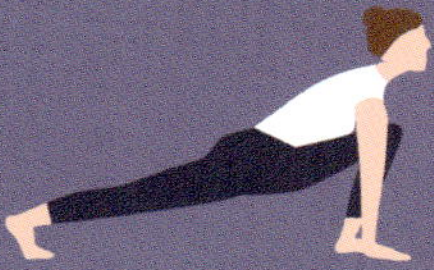

Wusstest du, ...

... dass eine weibliche Yogapraktizierende Yogini genannt wird und das männliche Pendant Yogi?

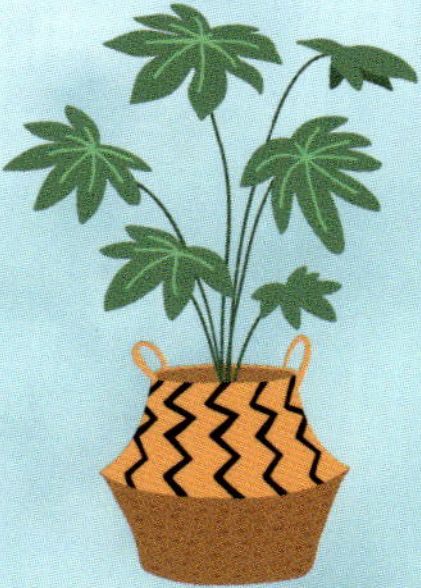

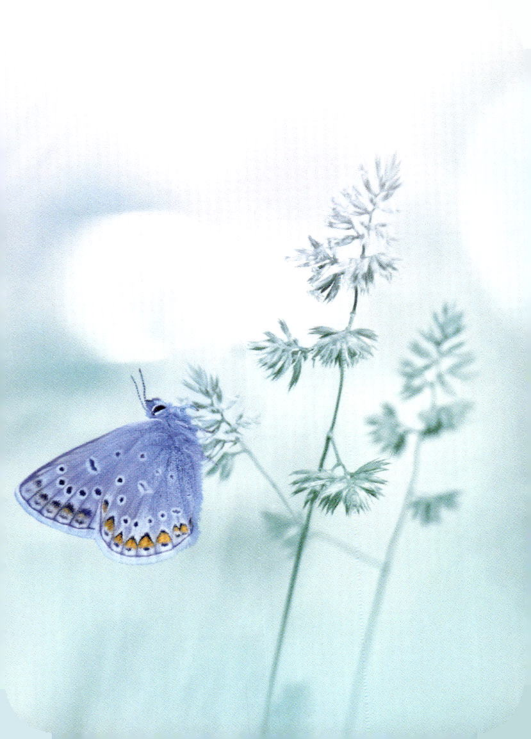

Die Bretthaltung

Begib dich in die Liegestützposition, die Handgelenke befinden sich gerade unter den Schultern. Halte die Spannung im ganzen Körper und achte darauf, auch nicht im oberen Rücken einzusinken. Der Nacken, der Oberkörper, die Hüfte und die Beine sollten eine gerade Linie bilden. Halte die Position mehrere Atemzüge lang und spüre in Bauchlage nach, wie warm und gestärkt du dich jetzt fühlst.

Du bist stärker, als du denkst!

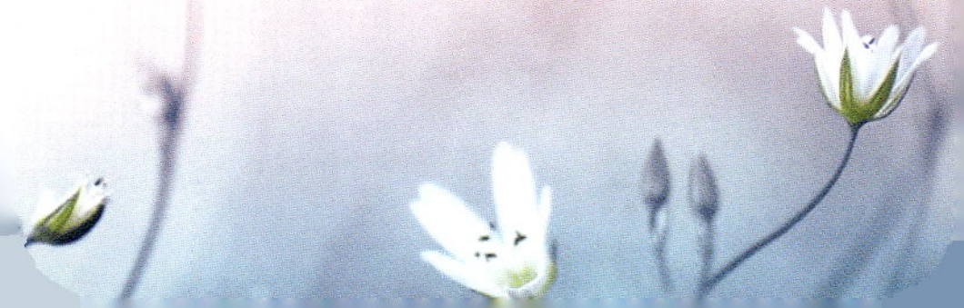

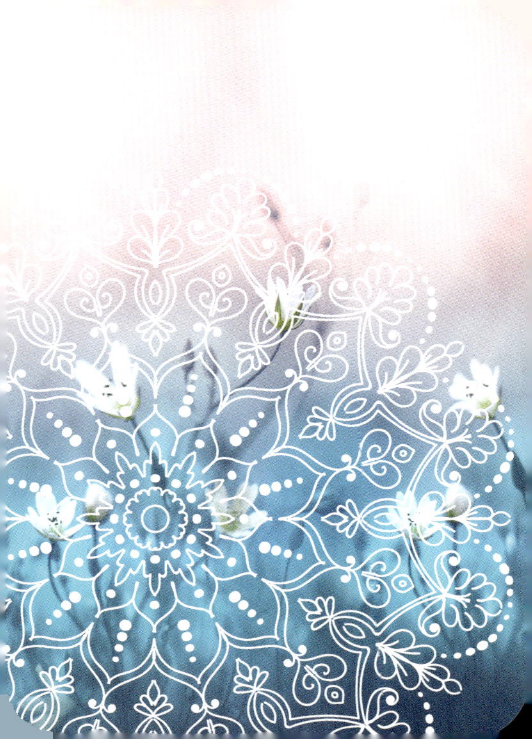

Die liegende DREHUNG

Stell in Rückenlage das rechte Bein an und lass es sanft über das linke sinken. Die Arme sind in Schulterhöhe zur Seite ausgestreckt, die linke Hand kannst du auch auf das rechte Knie legen. Der Blick geht nach rechts. Wechsle nach ein paar tiefen Atemzügen langsam die Seite.

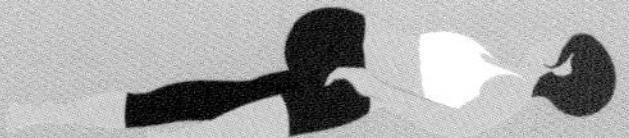

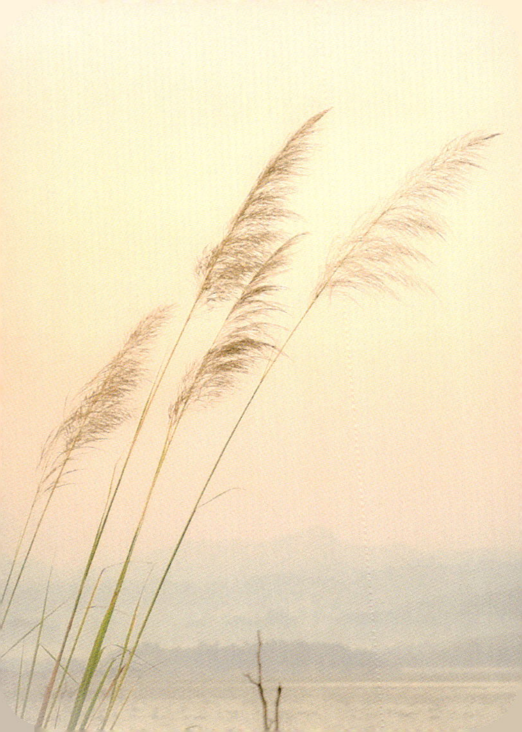

Kleine ACHTSAMKEITS-PAUSE

Einfach mal abwarten und Tee trinken ist manchmal die beste Lösung. Egal, ob du gefrustet bist oder du einfach einen gemütlichen Abend zu Hause verbringst. Nimm heute deine Lieblingstasse zur Hand und gieße mit sprudelnd kochendem Wasser einen leckeren Tee auf. Wähle den Tee aus, der dir genau das gibt, was du heute brauchst: Minze für frische Gedanken, Zimt für Wärme von innen heraus, Ingwer für ein angeregtes Immunsystem oder Lavendel, um so richtig zur Ruhe zu kommen.

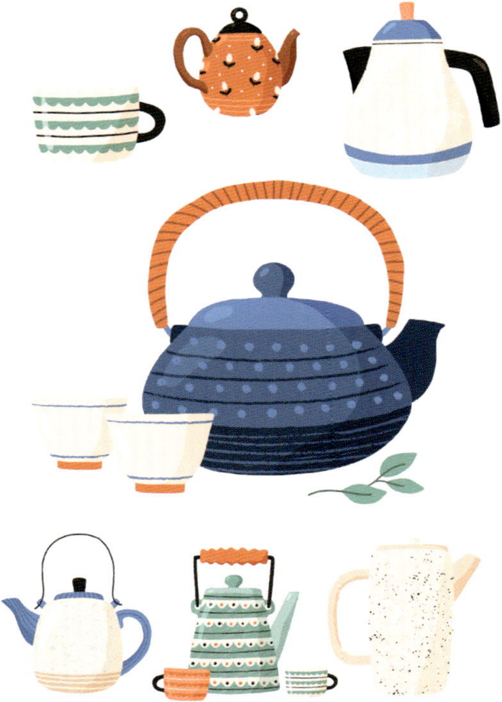

Die Yogahocke

Begib dich in die Hockstellung, die Füße etwas weiter auseinander und die Knie etwas zur Seite. Bring die Hände vors Herz und drück mit den Oberarmen sanft die Knie noch ein wenig auseinander. Achte darauf, dass dein Oberkörper gerade aufgerichtet ist, sodass dein Brustkorb und die Leisten sich öffnen.

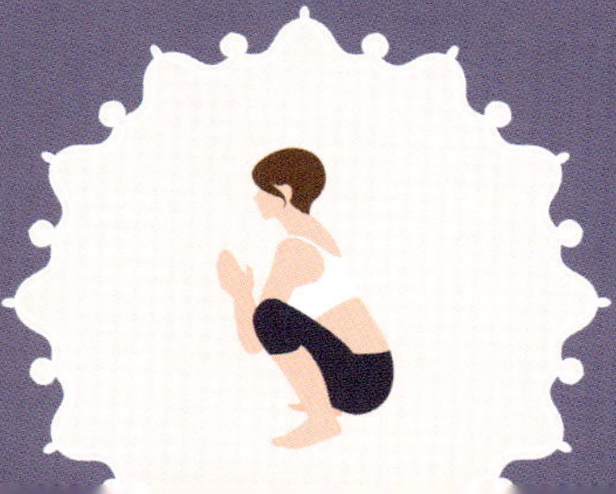

Die Seitbeuge

Begib dich in den Schneidersitz oder den stabilen Stand. Streck den rechten Arm nach oben aus, beug langsam ausatmend den Oberkörper nach links und nimm den rechten Arm mit. Die rechte Schulter strebt weg vom Ohr und der Blick geht zur rechten Hand, wenn dein Nacken dies zulässt. Halte diese Position ein paar Atemzüge und wechsle dann die Seite.

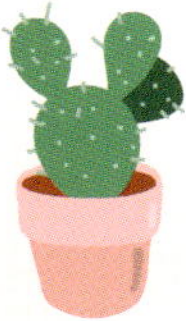

Wohltuende Rückbeuge:
DAS KAMEL

Knie dich für die Kamelhaltung aufrecht hin. Öffne den Brustkorb, indem du die Schulterblätter zueinanderziehst. Führe die herabhängenden Arme in Richtung deiner Fersen, während du den Nabel Richtung Wirbelsäule ziehst, um deinen unteren Rücken zu schützen. Stütz die Hände nun entweder auf deine Waden oder Fersen und geh vorsichtig in eine leichte Rückbeuge. Halte die Stellung, solange es für dich angenehm ist.

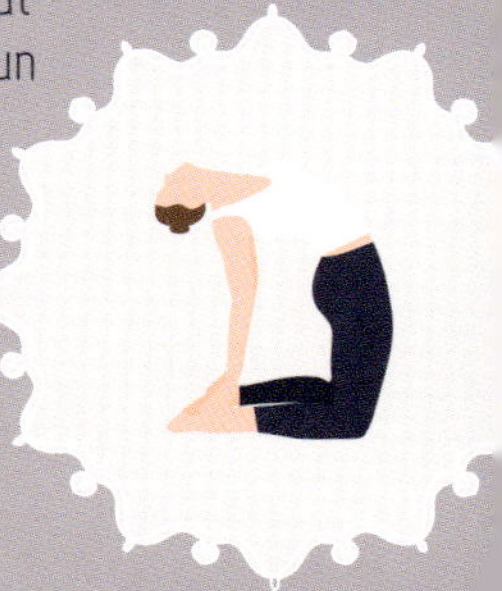

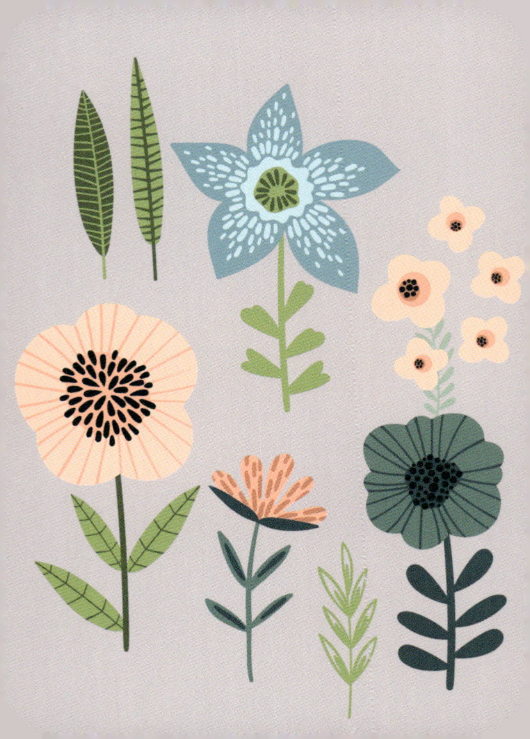

Wusstest du, …

… was Yin und Yang bedeutet? Yin und Yang stellen immer zwei gegensätzliche Kräfte dar, die jedoch ohne einander nicht existieren können. In der Yoga-philosophie hat alles auf der Welt einen notwendigen Gegenpol: Himmel und Erde, Tag und Nacht, kraftvolle und entspannende Haltungen.

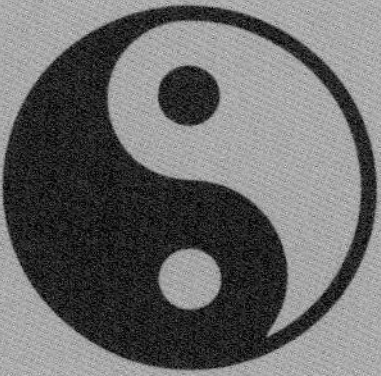

Happy-Baby-Pose

Zieh in Rückenlage die Knie zur Brust. Greif mit den Händen an die Füße und öffne die Knie so weit, dass sie etwas weiter geöffnet sind als rumpfbreit. Kopf und Schultern bleiben am Boden. Verweile 30 bis 60 Sekunden lang in dieser Haltung.

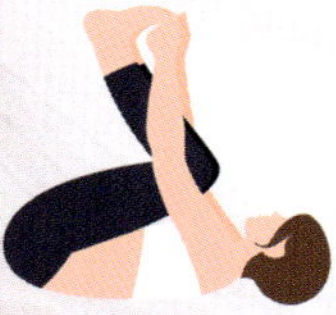

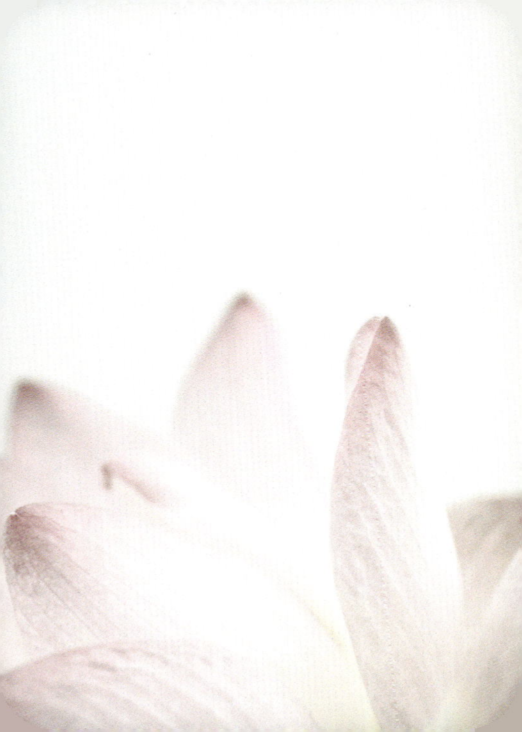

Effektiv:

DER DREIBEINIGE HUND

Deine Ausgangsposition ist der herabschauende Hund. Nimm mit der Einatmung ein Bein nach oben. Streck es kraftvoll, bis es in einer Linie mit deinem Oberkörper ist. Behalte die Körperspannung, damit du weder im Hohlkreuz landest noch in deiner Hüfte instabil wirst. Halte die Position kurz und setz beim Ausatmen das Bein wieder ab. Nimm nach einem Zwischenatemzug beim Einatmen das andere Bein hoch und setz es nach kurzer Zeit wieder ab.

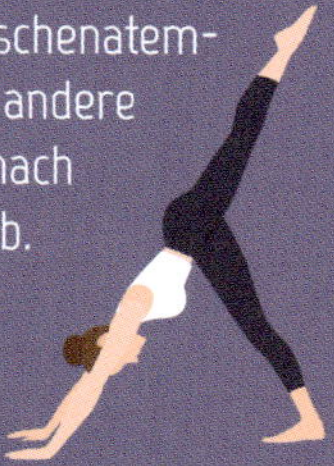

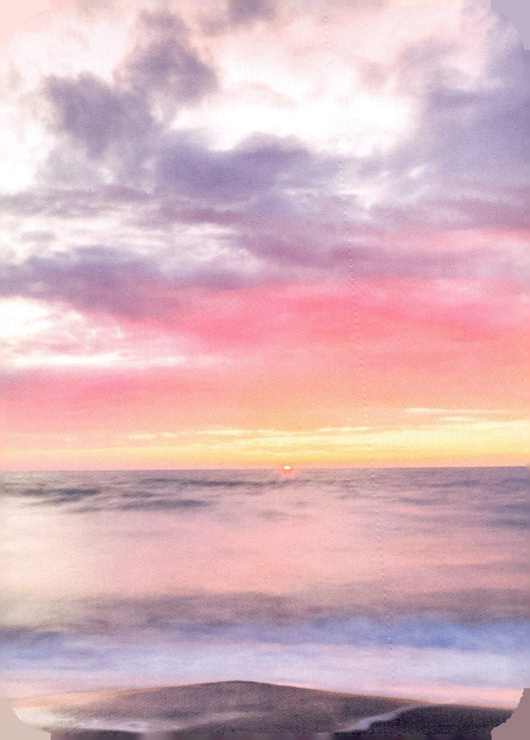

Der Schmetterling FÜR MEHR LEICHTIGKEIT

Bring die Fußsohlen im Sitzen zueinander und lass die Knie nach außen fallen. Halte den Rücken gerade und streck die Arme Richtung Himmel. Halte diese Position ein paar Atemzüge, ohne mit dem Rücken rund zu werden.

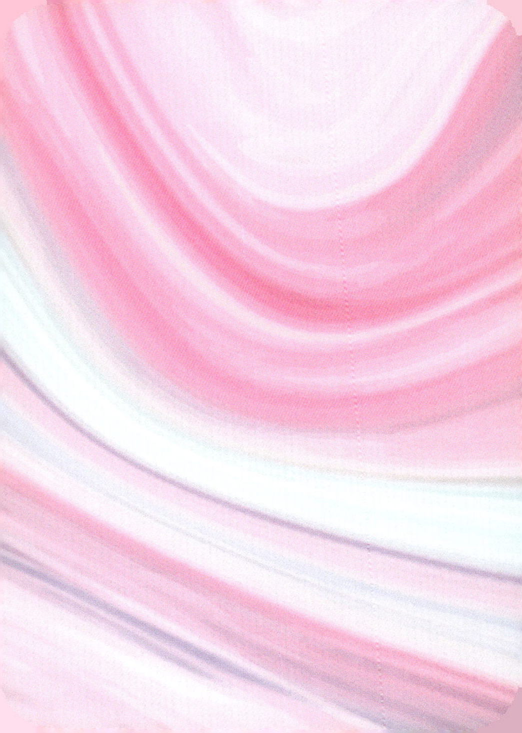

Stärkt deinen Willen:
DER STUHL

Beug aus dem stabilen Stand heraus deine Knie, die Füße sowie die Knie sind dabei geschlossen. Schieb das Gesäß nach hinten, als würdest du dich auf einen Stuhl setzen. Führe deine Arme einatmend nach oben und halte sie ein paar Atemzüge lang gestreckt in einer Linie mit dem Rücken.

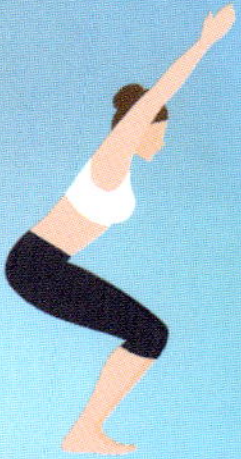

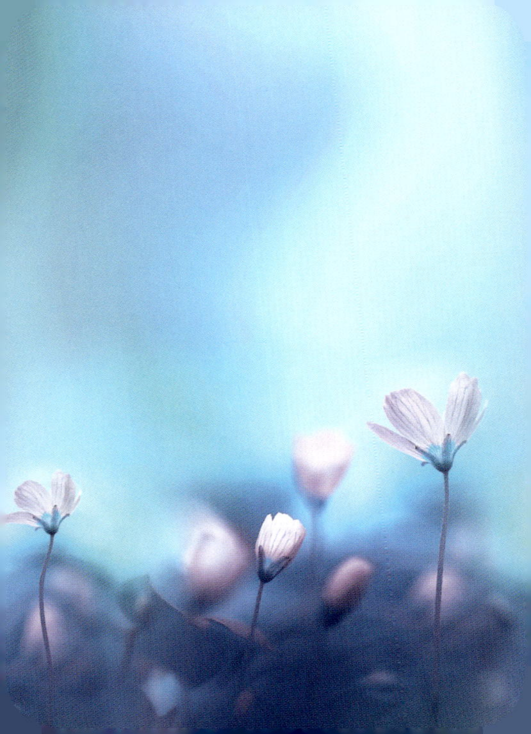

Yoga für die AUGEN

Besonders nach langer Bildschirmarbeit und damit einhergehenden trockenen und müden Augen wird dir diese kleine Pause Entspannung schenken. Reib deine Hände aneinander, bis sie warm sind, und leg sie auf deine geschlossenen Augen. Schau in der Dunkelheit nach rechts und links, nach oben und unten, ohne deine Augen zu öffnen.

Für einen starken Rücken:

DIE HEU-SCHRECKE

Leg dich flach auf den Bauch, die Arme neben dem Körper. Baue Grundspannung im Körper auf und heb mit der Einatmung sowohl den Oberkörper als auch die Arme und die Beine ein Stück vom Boden ab. Halte diese Position ein paar Atemzüge, leg deinen Körper wieder ab und wiederhole die Übung noch zweimal.

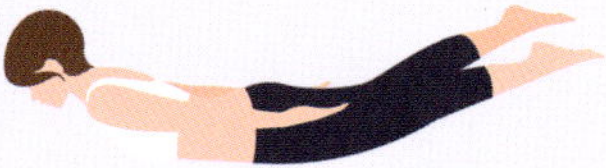

Entspanne dich:

DER LIEGENDE SCHMETTERLING

Bring im Liegen die Fußsohlen zueinander und lass die Knie nach außen fallen, um die Hüfte zu öffnen. Sehr wohltuend ist es auch, wenn dein Oberkörper dabei etwas erhöht auf einem dicken Kissen liegt und du die Arme mit den Handflächen nach oben zur Seite ausstrecken kannst. Lass einfach alles los, atme ruhig und gib dein Gewicht an den Boden ab.

Atme Negatives aus.
Atme Leichtigkeit ein.

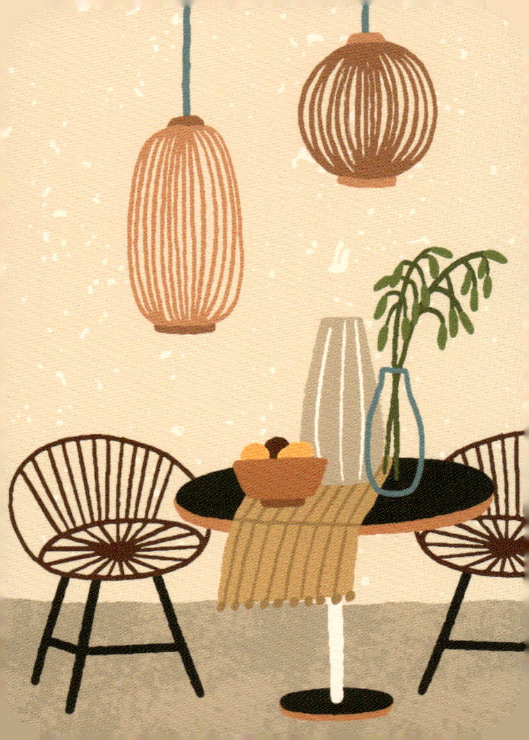

Die Taube

Streck auf dem Boden das linke Bein nach hinten aus und winkle das rechte vor dir an. Die Hände liegen stützend auf dem Boden. Je mehr das rechte Schienbein parallel zum schmalen Mattenrand liegt, desto intensiver wirst du die Dehnung spüren. Bleib für fünf sehr langsame Atemzüge in dieser Haltung und wechsle dann die Seiten.

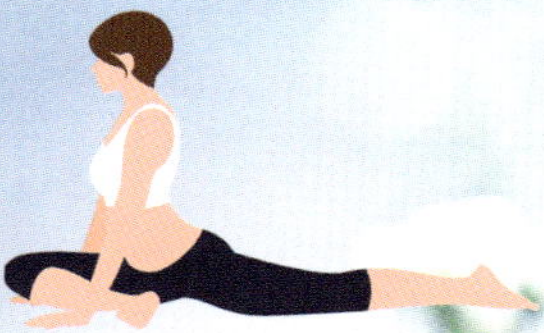

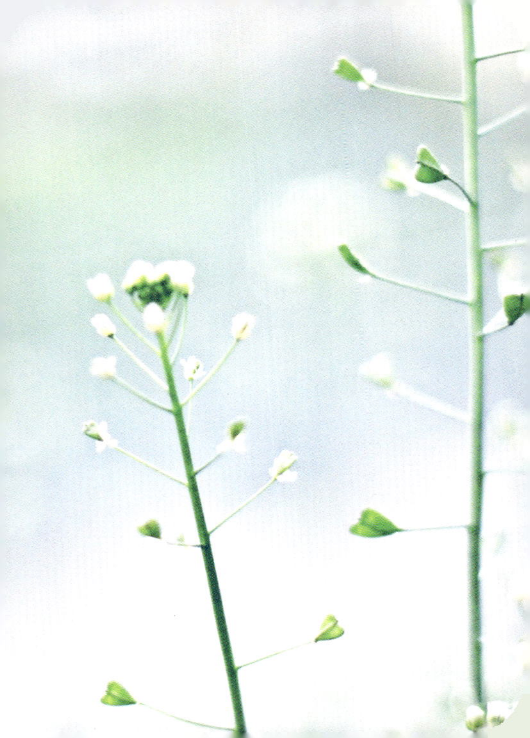

Sich selbst UMARMEN

Wenn du an dir selbst zweifelst, umarm dich doch mal selbst. Fass mit den Händen um deine Schultern und schieb dabei die Schulterblätter auseinander. Genieße den Moment des In-sich-Ruhens.

Sei dein Lieblingsmensch!

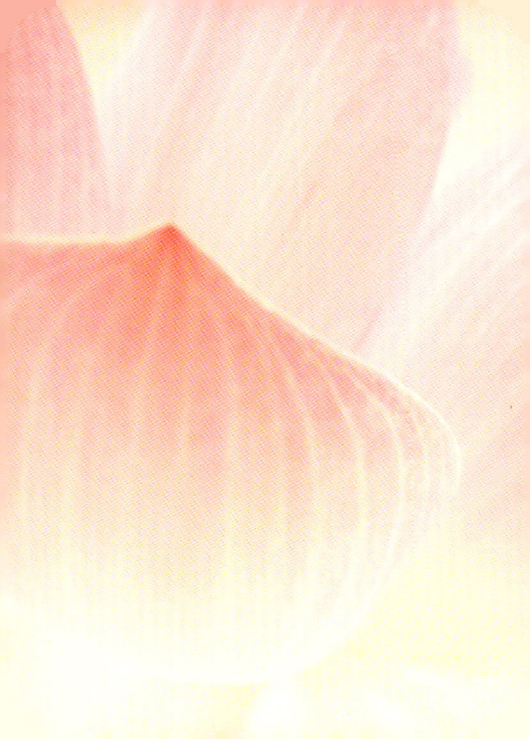

Mudras

Mudras sind sanfte Fingerübungen, die beim Yoga und in der Meditationspraxis genutzt werden, um Energieströme zu beeinflussen. Das hier abgebildete Kaleshvara Mudra soll dabei helfen, Dinge loszulassen. Wenn du dir bewusst machst, dass alles vergänglich ist, kannst du dich auch von Menschen, Gewohnheiten oder Gegenständen lösen, an denen du noch festhältst.

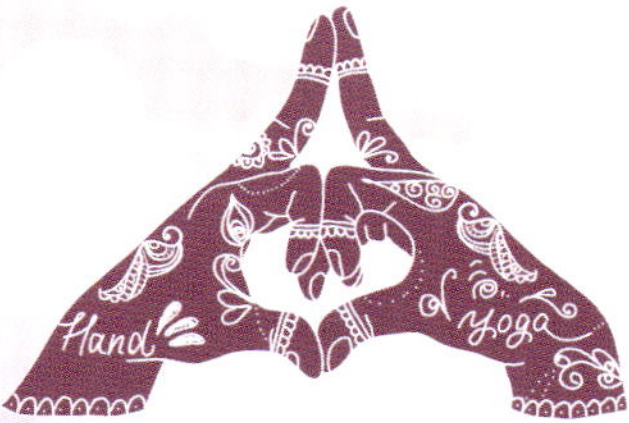